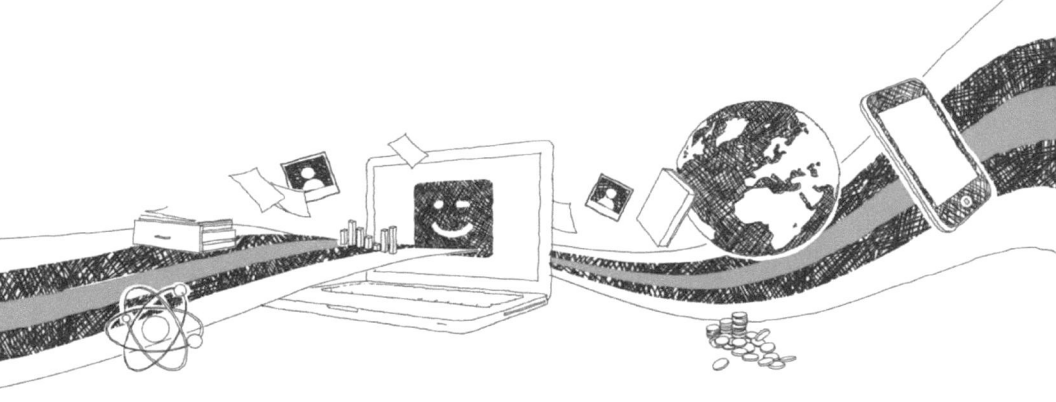

Anton Herzsprung

Die Integration von Krankheit in den Alltag am Beispiel von Herzkrankheiten in der Rehabilitationsphase

GRIN Verlag

Bibliografische Information der Deutschen Nationalbibliothek:

Die Deutsche Bibliothek verzeichnet diese Publikation in der Deutschen National-bibliografie; detaillierte bibliografische Daten sind im Internet über http://dnb.d-nb.de/ abrufbar.

Dieses Werk sowie alle darin enthaltenen einzelnen Beiträge und Abbildungen sind urheberrechtlich geschützt. Jede Verwertung, die nicht ausdrücklich vom Urheberrechtsschutz zugelassen ist, bedarf der vorherigen Zustimmung des Verlages. Das gilt insbesondere für Vervielfältigungen, Bearbeitungen, Übersetzungen, Mikroverfilmungen, Auswertungen durch Datenbanken und für die Einspeicherung und Verarbeitung in elektronische Systeme. Alle Rechte, auch die des auszugsweisen Nachdrucks, der fotomechanischen Wiedergabe (einschließlich Mikrokopie) sowie der Auswertung durch Datenbanken oder ähnliche Einrichtungen, vorbehalten.

Impressum:

Copyright © 2013 GRIN Verlag GmbH
Druck und Bindung: Books on Demand GmbH, Norderstedt Germany
ISBN: 978-3-656-75566-1

Dieses Buch bei GRIN:

http://www.grin.com/de/e-book/280942/die-integration-von-krankheit-in-den-alltag-am-beispiel-von-herzkrankheiten

GRIN - Your knowledge has value

Der GRIN Verlag publiziert seit 1998 wissenschaftliche Arbeiten von Studenten, Hochschullehrern und anderen Akademikern als eBook und gedrucktes Buch. Die Verlagswebsite www.grin.com ist die ideale Plattform zur Veröffentlichung von Hausarbeiten, Abschlussarbeiten, wissenschaftlichen Aufsätzen, Dissertationen und Fachbüchern.

Hausarbeit

Thema:
Integration von Krankheit in den Alltag am Beispiel
von Herzerkrankungen in der Rehabilitationsphase

von Anton Herzsprung

A. Einleitung:

Ansteigende Zahlen bei den Herzerkrankungen

„Die Herz- Kreislauf-Krankheiten stellen eines der wesentlichen Probleme unseres Gesundheitswesens dar. In zivilisierten Ländern beanspruchen unter den Todesursachen die Herz- und Gefäßkrankheiten seit Jahrzehnten mit Abstand die erste Stelle. Der Trend hält auch Mitte der 90er Jahre unvermindert an. Nach Einschätzung der WHO wird auch bis zum Jahre 2000 die Krankheits- (Morbidität) und Sterblichkeitsrate (Mortalität) aufgrund von Hypertonie und koronarer Herzkrankheit weiter zunehmen."[1] Diese Feststellung Göhrings aus dem Jahre 1996 ist vom Zeitpunkt der Aussage gesehen veraltet, doch die Problematik ist immer noch sehr aktuell, denn die Anzahl an Neuerkrankungen sowie Todesfällen verursacht durch Herzerkrankungen steigt weiter an.

Schon William Harvey erkannte, welche entscheidende Rolle das Herz im menschlichen Organismus einnimmt: „Das Herz der Lebewesen ist der Grundstock ihres Lebens, der Fürst ihrer aller, der kleinen Welt Sonne, von der alles Leben abhängt, alle Frische und Kraft ausstrahlt. Gleicherweise ist ein König der Grundstock seiner Reiche und die Sonne seiner kleinen Welt, des Staates Herz, von dem alle Macht ausstrahlt, alle Gnade ausgeht. Diese Schrift hier über die Bewegung des Herzens habe ich Seiner Majestät (wie es Sitte dieser Zeit ist) um so mehr zu widmen gewagt, als [...] beinahe alle menschlichen Taten wie auch die meisten Taten eines Königs unter der Eingebung des Herzens sich vollziehen."[2]

Infolge dessen ist es unabdingbar, sich mit dieser Problematik weiterhin verstärkt auseinanderzusetzen und allen voran die Folgen einer solchen Erkrankung für das Individuum zu erkennen. Daraus folgt, dass die Empathiefähigkeit an zunehmender Bedeutung gewinnt, um die Gefühlslage der erkrankten Personen zu verstehen. Dies bietet eine Möglichkeit, ihre Probleme auch im Alltagsleben zu erkennen und sie in diesem so weit wie möglich zu unterstützen, um letztendlich ihre Integration in die Gesellschaft zu forcieren. Allerdings ist die Integration jedes Individuums nur schwer umsetzbar.

---

[1] Andrassy & Göhring: Physiotherapie, Band 10 Innere Medizin. 1997, S.77
[2] Harvey William: http://de.wikipedia.org/wiki/Herz#Zitat Aufruf 25.03.11

Folglich sind die meisten Betroffenen bei der Lösung ihrer Probleme auf sich allein gestellt. Dementsprechend besteht in puncto Integration von Herzerkrankungen in den Alltag noch sehr viel Nachholbedarf. Herzerkrankte sollten genau über ihre Erkrankung aufgeklärt werden, die körperlichen und psychischen Folgen, mögliche Freizeit- und Sportaktivitäten und die Wiederaufnahme der beruflichen Tätigkeit sollten als weitere wichtige Themen im Vordergrund der Behandlung und Integration sein.

Im Folgenden wird verstärkt auf die psychischen Probleme/Belastungen von Betroffenen, den Umgang der Gesellschaft mit Erkrankten und die Integration der Krankheit in den Alltag eingegangen.

B. Integration von Krankheit in den Alltag am Beispiel von Herzpatienten in der Rehabilitationsphase

I. Grundlegende Theorien zu den psychischen Vorgängen

1. Operantes Konditionieren

Ist Integration von Krankheit in den Alltag basierend auf operantem Konditionieren wirksam?

Burrhus Frederic Skinner besagt: „Das Verhalten eines Menschen wird gesteuert durch die dem Verhalten folgenden Konsequenzen:"[3] Das heißt ein Mensch erfährt auf ein vorangegangenes Verhalten eine Konsequenz, die sich für ihn positiv, negativ oder neutral auswirkt. Folgen auf ein Verhalten positive Konsequenzen, so tritt es in Zukunft mit hoher Wahrscheinlichkeit häufiger auf. Unterteilt werden diese positiven Konsequenzen in verschiedene Arten von Verstärkern: Materielle und soziale Verstärker, Handlungs- und Selbstverstärker.[4]

Bei Patienten mit Herzerkrankungen würden sich Aufmerksamkeit, Zuwendung und Hervorhebung vor Anderen als soziale Verstärker zeigen. Materiell hingegen würden sich finanzielle Förderungen und Ermäßigungen positiv für das Individuum auswirken, wobei der Aufenthalt in einer Rehabilitationsklinik als

---

[3] Dr. M. Soczyk: Skript Fachoberschule, Psychologie/ Pädagogik, 2009. S. 105
[4] Vgl. Ebd.

Handlungsverstärker anzusehen ist, da es von einem Großteil der Menschen wie Urlaub oder wie ein kurzzeitiges Entfliehen aus dem Alltag wahrgenommen wird. Auch selbst kann sich der herzerkrankte Patient verstärken, indem er sich diese Verstärker selbst zufügt wie z.B. durch langes Ausschlafen, da er sich ja ausruhen sollte.

Erlernt werden vorwiegend soziale Reaktionen, Emotionen und Handlungsweisen. Übertragen auf Herzerkrankte bewirken diese Verstärker, dass sie diese Erkrankung mit einer positiven Empfindung verknüpfen und somit weder die Motivation, noch das Bedürfnis haben, gesund zu werden.

Folgen aber auf ein Verhalten negative Konsequenzen, so sinkt die Auftretenswahrscheinlichkeit des Verhaltens und folgen keine Konsequenzen, so wird das Verhalten gelöscht, da neutrale Ereignisse keine Wirkung haben. Bei den herzerkrankten Patienten werden in diesem Fall die negativen Konsequenzen wie Schmerz und Unwohlsein von einer ganzen Reihe der positiv Folgenden überdeckt. Als Resultat bleibt, dass diese Patienten unbewusst krank bleiben wollen, um weiterhin die für sie positiven Folgeerscheinungen zu erhalten. Objektiv ist jenes jedoch nicht beobachtbar, da der Patient gelernt hat zu klagen, wie schlecht es ihm geht und er unbedingt wieder gesund werden will, um weiterhin die Aufmerksamkeit der Gesellschaft auf sich zu lenken.

Um einen langfristigen Erfolg bei der Behandlung von Patienten mit Herzerkrankungen zu haben, muss man sich als Therapeut dieser im Hintergrund laufenden Vorgänge bewusst sein und versuchen, dagegen zu arbeiten. Wichtig ist in diesem Fall, besonders darauf zu achten, den Patienten trotzdem pflichtbewusst und vorsichtig zu behandeln, da seine vorangegangene körperliche Problematik weiterhin besteht und berücksichtigt werden muss. Der Patient an sich kann nicht grundlegend verändert werden, seine Verhaltensweisen jedoch schon und somit ist die operante Konditionierung ein wirksames Mittel bei der Integration zurück in den Alltag. Der Therapeut sollte dem Patienten helfen, Ziele zu formulieren, die nur bei einer Verbesserung des Gesundheitszustandes erreichbar sind. Ist der Patient physiologisch in der Lage, sich in seinem Heilungsprozess zu verbessern, jedoch aber nicht psychisch, da er Angst hat, die positiven Verstärker nicht mehr zu erhalten, sowie das Neue, Unbekannte für ihn nicht einschätzbar ist, so bleibt er auf seinem aktuellen Stand stehen, welcher als Prozess der Fixierung bezeichnet wird.

2. Abwehrmechanismen nach Sigmund Freud

Laufen Abwehrmechanismen nach einer Erkrankung bezüglich der Integration ab?

Im Laufe seines Lebens fühlt sich der Mensch nicht nur existentiell und materiell von Naturkatastrophen, von biologischen Gefahren (Krankheit, Tod) und zwischenmenschlichen Gefährdungen (Krieg, Konkurrenzkampf) bedroht. Er erlebt sich auch seelischen Gefahren ausgeliefert, die von seinen physiologischen und sozialen Grundbedürfnissen nach Kontakt, Geborgenheit, Geltung und Selbstverwirklichung herrühren.

Während der Säugling naiv aus einem unbewussten, schrankenlosen Anspruch auf Zuwendung und Befriedigung all seiner Bedürfnisse lebt, stellen sich relativ früh, bereits beim Kleinkind, Versagungen und Bedrohungen dieses narzisstischen Anspruchs ein. Diese Versagungen werden als Unlust und Angst erlebt.

Je weniger diese emotionalen, sozialen oder auch geistigen Grundbedürfnisse des Menschen in seiner frühesten Kindheit befriedigt wurden, desto stärker bildet sich das jeweilige Bedürfnis danach aus und desto stärker entwickeln sich Ängste vor einer möglichen Nicht-Befriedigung dieser Bedürfnisse.

Zur Vermeidung dieser Unlust und Angst entwickelt der Mensch zunehmend eingeschliffene, mechanisierte und weitestgehend unbewusst ablaufende, psychische Schutzmechanismen, sogenannte Abwehrmechanismen. Ihr Sinn liegt darin, die Ängste zu beseitigen bzw. zu mildern.

Je nach vorrangiger Funktion, die zur Abwehr der Angst eingesetzt wird, unterscheidet man verschiedene Abwehrmechanismen. Selbstverständlich wirken auch häufig verschiedene Funktionen in einem Abwehrmechanismus zusammen.

So wirken zum Beispiel bei Herzpatienten die Mechanismen der Verdrängung und der Verleugnung, welche als eine Verhinderung und Blockierung des Zugangs einer angstmachenden Vorstellung ins Bewusstsein durch eine Gegenbesetzung fungieren. [5] Hier agiert der Patient nach dem Motto: „Und also schloss er messerscharf, dass nicht sein kann, was nicht sein darf" (Zitat nach Christian Morgenstern).

Gestehen sie sich ihre Erkrankung nicht ein, so besteht auch nicht die Möglichkeit der sozialen Integration zurück in die Gesellschaft.

---

[5] Vgl. Dr. M. Soczyk: Skript Fachoberschule, Psychologie/ Pädagogik, 2009. S. 84ff

Wird die Krankheit als nicht existent betrachtet, so können auch sämtliche Rehabilitationsmaßnahmen im Sinne von psychischer und physiologischer Wiedereingliederung nicht fruchten.

War er ein Leben lang gesund, hat Sport betrieben und sich gesund ernährt, und bekommt plötzlich eine Herzinsuffizienz diagnostiziert, so bricht für ihn eine ganze Welt zusammen. Er akzeptiert diese lebensverändernde Krankheit nicht, noch identifiziert er sich mit ihr. Der Patient muss sich die Herzerkrankung eingestehen um in Reha-Programm erfolgreich durchlaufen zu können.

Abwehrmechanismen sind grundsätzlich zur Lebensbewältigung notwendig und werden nur pathologisch, wenn sie sich gegen Entfaltungsmöglichkeiten, Selbstverwirklichung oder wie in diesem Fall der Gesundung einer Person richten.

Somit wird deutlich, dass Abwehrmechanismen in jedem Fall unterschwellig bei einem Erkrankten ablaufen.

3. Stigmatisierungsprozesse

Des Weiteren treten Stigmatisierungsprozesse auf. Als Stigmatisierung wird u. a. eine Zuschreibung negativer Eigenschaften bezeichnet, die bei den Betroffenen zu einer Diskriminierung führt. Bestimmten Begriffen wie Herzinsuffizienz oder Merkmalen eines Menschen haftet zugleich eine negative Bewertung an und sie beeinflussen den Umgang mit diesem Menschen in negativer Weise. Das Stigma der Herzerkrankungen kann auch als "zweite Krankheit" bezeichnet werden. Dabei kann sich eine Stigmatisierung der Betroffenen auf Lebensqualität und Teilhabe am gesellschaftlichen Leben ebenso negativ auswirken, wie die Beschränkung durch die Erkrankung selbst.[6]

Einem Mensch mit einer Herzkrankheit wird Immobilität, körperliche Schwäche und Antriebslosigkeit zugeschrieben. Natürlich kann er aufgrund seiner Erkrankung sein Leben nicht mehr so leben, wie vor der Diagnose; er kann es aber dennoch umgestalten und trotz dessen aktiv in der Gesellschaft mitwirken. Dieser Schritt ist allerdings schwierig umzusetzen, da der Betroffene von Dritten eine Stigmatisierung mit den oben genannten Eigenschaften erfährt und es ihm somit erschwert wird, sich nach der Rehabilitationszeit wieder einzugliedern.

---

[6] Vgl. Dr. M. Soczyk: Skript Fachoberschule, Psychologie/ Pädagogik, 2009. S. 83ff

6

4. Sozial-ökologischer Ansatz

„Im Vordergrund systemisch-ökologischen Denkens steht nicht das Individuum mit seinen individuellen Störungen, sondern die Austauschbeziehungen von Mensch und Umwelt, deren wechselseitige Bedingtheit und die Verpflichtung der Sozialarbeit, gerade auf unzureichende Umweltbedingungen Einfluss zu nehmen."[7] Das heißt der Mensch und seine Umwelt beeinflussen und verändern sich aufgrund von Einwirkungen des jeweilig Anderen. Dieser komplexe Austausch wird als Person-Umwelt-Transaktion bezeichnet.[8] Die genannte Umwelt wird in die physikalisch-natürliche, wie z.B. Natur, Klima und die physikalisch-gebaute Umwelt, wie z.B. Wohnung, Arbeitsplatz, usw. differenziert. Des Weiteren umfasst die soziale Umwelt beispielsweise Freundeskreis und Nachbarn, wohingegen für die kulturelle Umwelt Werte und Normen ein Beispiel darstellen.[9] Diese Umweltsysteme sind logischerweise bei einem Herzpatienten im Gegensatz zu einer gesunden Person in jener Hinsicht verändert, dass ihre Umwelt aus Krankenhaus, verschiedenen Arzt- und Physiotherapiepraxen, Verhaltensvorschriften und Aktivitätsverboten besteht. „Das Verhalten einer Person ist somit das Resultat kontinuierlicher, wechselseitiger Austauschprozesse zwischen dem Individuum und der Situation bzw. seiner Umwelt. Personen wählen bestimmte Situationen aktiv aus und vermeiden andere. Durch ihr Verhalten verändern sie die Situation."[10] Aus der Perspektive der ökologischen Sichtweise geht es in erster Linie um ein optimales Person-Umwelt-Verhältnis, welches bei einer größtmöglichen Übereinstimmung des Individuums mit seiner Umwelt gegeben ist. In Bezug auf Herzpatienten versuchen diese die Umwelt ihrer Erkrankung anzugleichen, um eine Anpassung zu erreichen.

Durch Austauschprozesse zwischen der Person und ihrer Umwelt entsteht eine Nische. Diese kommt durch das Einräumen von Handlungsmöglichkeiten zustande. Eine Nische ist damit das gesellschaftlich zugestandene Handlungsfeld einer Person, ihre Einflussmöglichkeit auf eine Gegebenheit und kann groß, also gut, oder klein und in diesem Sinne schlecht sein.[11]

Das heißt übertragen, dass die Nische eines herzerkrankten Patienten eher schlecht ist, da er aufgrund seiner krankheitsbedingten Einschränkungen kein großes

---

[7] Dr. M. Soczyk: Skript Fachoberschule, Psychologie/ Pädagogik, 2009. S. 173
[8] Vgl. Ebd. S. 175
[9] Vgl. Ebd. S. 174f
[10] Ebd. S. 175
[11] Vgl. Ebd. S. 178

Handlungsfeld besitzt. Um die Integration dieser Personen erzielen zu können, ist dies ein besonders geeigneter Ansatzpunkt, der nach Möglichkeit verbessert werden sollte, um ihnen eine vorteilhafte Nische zu verschaffen. Nicht zu verwechseln ist die Nische mit dem Habitat, das im Gegensatz dazu den Lebensraum beschreibt, der das Erleben und Verhalten einer Person nicht unerheblich beeinflusst, wie beispielsweise eine Wohnung.[12]

Darüber hinaus kann durch eine Störung im Passungsgefüge zwischen Person und Umwelt ein Lebensstress entstehen, der entweder positiv oder negativ sein kann. Dieser Lebensstress führt zur Aktivierung von personalen, sozialen oder ökologischen Ressourcen, die erforderlich sind, um eine erfolgreiche Lebensbewältigung zu bewerkstelligen. [13]

Als Folge dieser genannten Merkmale und Auswirkungen auf das Individuum entwickelt der Mensch Copingstrategien, die sich ebenfalls positiv oder negativ auswirken können. Positiv bedeutet, eine stressreiche Situation erfolgreich bewältigen zu können, wohingegen dies bei negativem Coping – trotz Versuchen - nicht der Fall ist.[14]

Überträgt man dies in das vorliegende Beispiel einer Herzerkrankung, bedeutet dies zusammenfassend, dass Herzerkrankte mit all diesen Punkten in negativer Hinsicht zu kämpfen haben. Ihre Umwelt ist, wie oben bereits genannt, dahingehend verändert, dass sie mehr in ärztlicher und therapeutischer Umgebung sind als gewohnt. Somit ist ihr Person-Umwelt-Verhältnis gestört und ihre Anpassung ist sehr wahrscheinlich auch nicht optimal, da eine Veränderung der Umwelt durch eine vollständige Heilung ohne wesentliche Restsymptomatik in den häufigsten Fällen unrealisierbar ist.

Die Nische der Patienten ist sehr klein, also schlecht, wobei ihr Habitat wahrscheinlich gleichbleibend ist, insofern kein Umbau des Haushaltes oder ein kompletter Umzug von Nöten ist.

All dies führt zu einem negativen Lebensstress, welcher nun durch Copingstrategien ausgeglichen werden muss. Verdeutlicht wird dies durch eine beispielhafte Situation.

Ein Patient mit koronarer Herzkrankheit (KHK) versucht nach seiner OP zurück in den normalen Alltag zu gelangen, schafft dies aber nicht, da sich alle seine früheren Gewohnheiten nun als kontraindiziert erweisen.

---

[12] Vgl. Dr. M. Soczyk: Skript Fachoberschule, Psychologie/ Pädagogik, 2009. S. 179
[13] Vgl. Ebd. S. 181f
[14] Vgl. Ebd. 185

Anhand von Copingstrategien – in diesem Fall zum Beispiel dem Suchen nach neuen Freizeitaktivitäten – wird nun angestrebt, eine optimale Passung zu erreichen.

Schlussfolgernd bleibt die Erkenntnis, dass eine Integration eines Herzpatienten nur gelingen kann, wenn man alles daran setzt, ihm ein gutes Person-Umwelt-Verhältnis zu verschaffen.

II. Konkrete Gesellschaftliche Probleme

1. Erwartungshaltung der leistungsorientierten Gesellschaft

Bei der Integration von herzkranken Patienten während, aber vor allem auch nach der Reha-Phase, kommt es zu konkreten Problem, mit welchen man sich individuell auseinandersetzen muss.

Sobald ein Patient die Diagnose einer Herzerkrankung gestellt bekommt, laufen oben beschriebene Prozesse wie Abwehrmechanismen oder Stigmatisierungsprozesse ab. Sich mit der Krankheit selbst erst einmal abzufinden und diese zu akzeptieren ist bereits ein großer Schritt zur Wiedereingliederung in und nach der Rehabilitation.

Speziell in Deutschland leben wir in einer leistungsorientierten Gesellschaft. Es wird mindestens 40 Stunden pro Woche gearbeitet, eine Reihe an Überstunden angesammelt und Urlaub wird oft nur teilweise und dann gezwungenermaßen genommen, um im Konkurrenzkampf mithalten zu können. Es wird erwartet, dass man wie ein Uhrwerk funktioniert und einem kein grober Fehler unterläuft. Läuft ein Zahnrad, im übertragenen Falle das menschliche Herz aufgrund einer Pathologie, nicht rund, so gehört man zu den Auslaufmodellen. Kann ein Auslaufmodell noch „upgedatet", also erfolgreich integriert werden?

Nach ca. 6 wöchiger Reha wieder zurück in den alten Beruf zu kommen, ist eine Herausforderung für viele. Den Anforderungen kann man aufgrund der körperlichen Veränderungen nicht mehr gerecht werden, was eine berufliche Neuorientierung zur Folge hat.

Die alten Kollegen werden durch neue ersetzt, ebenso verändert sich die gewohnte Arbeitsumgebung. Zusätzlich zur eigenen Akzeptanz der Krankheit kommt also noch eine Veränderung im sozial-beruflichen Umfeld.

Die übliche Arbeitszeit von 40 Wochenstunden muss heruntergeschraubt werden, da die allgemeine Belastbarkeit infolge der Erkrankung zurückgeht. Folglich ist auch aus finanzieller Sicht eine nicht zu vernachlässigende Summe einzubüßen. Je nachdem, wie sich die finanzielle Nische des Einzelnen darstellt und die entwickelten Coping-Strategien sind, kann mehr oder weniger lange mit einem geringeren Einkommen gewirtschaftet werden. Über kurz oder lang müssen demzufolge auch die Lebensqualitäten eingeschränkt und zurückgeschraubt werden. Eventuell steht sogar ein Wohnungswechsel an, was bedeutet, dass der Betroffene nicht nur seine Arbeitsumgebung wechseln muss, sondern auch noch sein soziales Umfeld verliert. Gerade bei einer enormen Umstellung ist es aber von großer Bedeutung, einen sozialen Rückhalt zu haben und sein konstantes Umfeld beizubehalten.

In Folge der Verluste und Umstellungen, vor allem wenn die Krankheit durch den Patienten aufgrund der Einbußen eine negative Zuschreibung bekommen hat, können sich depressive Verhaltensmuster ausbilden. Diese depressiven Verhaltensmuster können im schlimmsten aller Fälle zu einem Teufelskreis führen, welcher nur sehr schwer wieder zu durchbrechen ist. Erfolg bleibt aus, die Stimmung wird noch gedrückter und depressiver und die Erfolgserlebnisse werden noch geringer bzw. treten noch seltener auf.

2. Allgemeine Einschränkungen

Das Leben eines Herzpatienten verändert sich mit der Diagnose von einem Tag auf den anderen. Dinge, die bis dahin als selbstverständlich erschienen, können nun oft nur mehr mühsam ausgeführt werden. Patienten nach einem koronaren Ereignis werden plötzlich als chronisch erkrankt eingestuft, da die Einschränkungen von Dauer sind; für den Erkrankten entsteht die Notwendigkeit sich anzupassen, anstatt nur die Krankheit zu überwinden.

Der Patient muss sich teilweise völlig neu orientieren hinsichtlich sportlicher Aktivitäten, Alltagssituationen oder der Aufrechterhaltung seiner sozialen Kontakte.

Liegt ein besonders drastischer Herzfehler oder eine sehr schwere Herzerkrankung vor, ist Sport verboten, da in diesem konkreten Fall ein Zuviel an körperlicher Aktivität lebensgefährlich sein kann. Solche Einschränkungen sind jedoch nur in Ausnahmefällen notwendig.

Manchmal ist Sport nur eingeschränkt möglich, weil sich das Herz nicht an körperliche Belastungen anpassen kann. Wird beispielsweise ein Medikament zur Hemmung der Blutgerinnung eingenommen, können Kontaktsportarten, bei denen es manchmal etwas härter zugeht, gefährlich sein.[15]

Ist der Patient also zum Beispiel schon viele Jahre in einem Fußballverein und nimmt jetzt aber obige Medikamente ein, ist Fußball spielen bei ihm kontraindiziert. Er muss sich gezwungenermaßen eine andere Sportart suchen, somit auch wieder ein neues soziales Umfeld, in das er sich einzugliedern hat. Seine bisherige Leidenschaft wurde ihm durch die Krankheit genommen, was eine Verstärkung der negativen Belastung auf die Krankheit zur Folge hat. Um eine erfolgreiche Integration zurück in den Alltag möglich zu machen, sollte eventuell eine „Herz-Fußballgruppe" in Betracht gezogen werden, sodass der Patient so wenig wie möglich an Umstellungen erfährt.

Alltagsbezogen muss sich der Betroffene auch hier umstrukturieren, zum Beispiel im Bereich Fortbewegungsmittel. Fahrstuhl kommt vor Treppen, Bus oder Auto vor zu Fuß oder Fahrrad. Das heißt er verliert an Spontanität und Mobilität. Eine genaue Planung des Alltags ist hier erforderlich, eventuell auch eine Angewiesenheit auf Dritte.

Ebenso betroffen ist seine Freizeitgestaltung im Hinblick auf Reisen. Nach den Patientenleitlinien der Universität Witten/Herdecke ist „(...)prinzipiell gegen eine Reise nichts einzuwenden, [wenn es der Patient] selbst als nicht zu große Belastung empfindet. Eine zusätzliche Anstrengung durch eine Reise in Regionen mit hoher Luftfeuchtigkeit oder hohen Temperaturen sollte dieser allerdings meiden. Auch die dünne Luft in Höhenlagen kann zu einer großen Belastung für dessen Herz werden. Kurze Flugreisen können sogar empfehlenswerter sein als eine lange Reise mit dem

---

[15] Vgl. http://www.corience.org/de/leben-mit-einem-herzfehler/erwachsene/koerper-seele/sport/ Aufruf: 25.03.12

Auto. Auf lange Flugreisen [sollte der Patient], besonders wenn eine schwere Form der Herzschwäche vorliegt, verzichten."[16]

Daraus wird deutlich, dass eine Erkrankung weiterreichende Folgen haben kann, als nur die auf den ersten Blick erkennbaren.

III. Vorgehensweise bei der Integration der Betroffenen

1. Definition von Integration

Es lohnt sich, zum Begriff Integration einen Blick in das Duden-Herkunftswörterbuch zu werfen. Zum Wort "integer" steht dort: unbescholten, makellos. Es kommt vom Lateinischen "integrare", wiederherstellen, ergänzen, ein Ganzes ausmachen, bzw. von "integratio", die Wiederherstellung eines Ganzen. Wenn wir diese Wortbedeutung zur Erklärung des Begriffes "Integration" anwenden, können wir sagen, dass wir durch Integration bzw. Integrationshilfen etwas Ganzes herzustellen versuchen.

Die Anerkennung des Andersseins verschiedener Menschen in einer Gemeinschaft oder die Gestaltung eines harmonischen Miteinanders trotz bestehender Unterschiede wäre eine aus meiner Sicht sinnvolle "Übersetzung" des Wortes "Integration".[17]

Wenn man im Duden-Onlinewörterbuch nach dem Wort Integration sucht, stößt man des Weiteren auf den Satz „Verbindung einer Vielheit von einzelnen Personen oder Gruppen zu einer gesellschaftlichen und kulturellen Einheit", welcher im Bereich der Soziologie verwendet wird.[18]

Integration in sozialer Hinsicht bedeutet also nichts anderes, als dass in unserem Fall ein Herzkranker, der aus einer Gruppe, aus welchen Gründen auch immer, ausgeschlossen wurde oder nicht mehr akzeptiert war, wieder eingegliedert wird.

---

[16]Vgl. http://www.patientenleitlinien.de/Herzinsuffizienz/herzinsuffizienz.html Aufruf: 25.03.12
[17] http://www.kindergartenpaedagogik.de/787.html Aufruf: 25.03.12
[18]Vgl. http://www.duden.de/rechtschreibung/Integration#block_8 Aufruf: 25.03.12

Integration ist Weg und Ziel zugleich. Integration als Weg meint die Mittel, die man einsetzt, um das Ziel zu erreichen.[19]

2. Integrationsziele

Wenn man von Integrationszielen spricht, dann heißt dies in vorliegendem Fall, dass man gewillt ist, einen Menschen durch geeignete Therapie- und Reha-Maßnahmen so gut es geht wiedereinzugliedern. Ziel ist es also, einem Kranken ein Leben möglichst nah am Standard des eines Gesunden zu ermöglichen, und zwar in allen Teilbereichen. Zu diesen Teilbereichen gehören neben Familie, Freundeskreis oder Freizeitgestaltung auch Dinge wie Beruf oder auch Öffentlichkeit. Dieser Integrationsprozess sollte so weit voranschreiten, dass sich der Kranke weder unwohl noch unbehaglich fühlt.

Ein weiteres Ziel ist es, sobald es um herzkranke Kinder geht, das Wissen der Eltern so gut es möglich ist, zu schulen oder auf ein Level zu bringen, auf dem sie mit der Krankheit ihres Kindes selbst gut umzugehen vermögen und ihrem Kind in dieser Situation ein starker Partner sein können. Nur so ist es möglich, auf längere Zeit gesehen erfolgreich gegen Krankheiten vorzugehen und gegen diese zu arbeiten.

3. Fallbeispiel Myocardinfarkt

Bevor auf ein konkretes Patientenbeispiel eingegangen wird, sollten zuerst Häufigkeit und Symptome der Krankheit geklärt sein.

Der Myokardinfarkt, geläufiger auch als Herzinfarkt bezeichnet, ist in den Industriestaaten die häufigste Todesursache. In Deutschland erleiden jährlich ca. 280.000 Menschen einen Myokardinfarkt, wovon ungefähr die Hälfte der Betroffenen innerhalb eines Monats nach der Diagnose stirbt.

Vorbeugend sollte jeder Mensch wissen, welche Symptome einen Herzinfarkt ankündigen können. Zu diesen zählen starker Brustschmerz (u.a. Angina pectoris), welcher bis in den linken Arm ausstrahlt und auf keine plausible Ursache

---

[19]http://books.google.de/books?id=Cfy4gM3pxwsC&printsec=frontcover&dq=integration+von+behinder ten&hl=de&sa=X&ei=f45xT-f7MdHMsgbC97XEDQ&ved=0CEMQ6AEwAA#v=onepage&q=integration%20von%20behinderten&f=f alse Aufruf: 25.03.12

zurückzuführen ist; des Weiteren klagen Patienten oft über Atemnot, Kaltschweißbildung und Angstzustände.[20]

Um die Integration dieser Erkrankung zurück in ein geregeltes Alltagsleben genauer aufzuzeigen, wird nun ein konkretes Fallbeispiel Aufschluss dafür geben.

Fallbeispiel: Der 68 jährige Rentner Herr S. wird gegen 22.30 Uhr in die Notfallambulanz eingeliefert. Der Rettungssanitäter berichtet, Herr S. klage über starken Brustschmerz, Übelkeit und allgemeines Schwächegefühl. Außerdem gibt Herr S. an, starker Raucher (30-40 Zigaretten/Tag) zu sein. Nach den eingehenden Untersuchungen durch die Ärzte steht die Diagnose schnell fest: *Myokardinfarkt.*

Nach der OP, bei der Herrn S. ein Stent implantiert wurde, geht es dem Patienten schon sehr viel besser.
Er wurde optimal medikamentös eingestellt bzw. versorgt und bekommt dazu Krankengymnastik verschrieben (2 Termine pro Woche á 20min). Anschließend wird Herr S. noch eine Reha-Behandlung erwarten, welche ihn wieder so gut wie möglich in sein altes, gewohntes Leben zurückführen soll.

Ziele anhand dieses Fallbeispiels sind einerseits, dass der Patient in sein gewohntes Umfeld zurückgeführt und wieder eingegliedert wird. Dies soll heißen, dass sein soziales Umfeld nicht verändert wird und ihm so die Chance gegeben wird, sein Leben so problemlos wie möglich weiterführen zu können. Außerdem soll darauf geachtet werden, dass er seine ADL's (activities of daily living) selbstständig und ohne große Hilfe bewältigen und ausführen kann. Dies beginnt bei ganz einfachen Dingen, wie zum Beispiel dem Treppensteigen und geht bis zum eigenständigen Erreichen des Supermarkts per Fahrrad und dem anschließendem Einkauf. Auch sollte dem Erkrankten in Sachen Freizeitbeschäftigung ein Anstoß gegeben werden. Durch geeignete Tipps kann er zusätzlich angespornt werden, seine Freizeit aktiv zu gestalten, wie zum Beispiel durch sportliche Betätigung wie Fahrradfahren, Nordic Walking oder Schwimmen.

Gleichzeitig ist diese sportlichen Aktivitäten sehr wichtig, um den geschwächten Körper wieder zu stärken und auf das erwünschte Fitnesslevel zu bringen.

---

[20] Vgl. Nicole Menche: Biologie Anatomie Physiologie, München, 6.Auflage. 2007, S.244f

Da Sport jedoch nicht alles ist, sollte der Patient gleichzeitig auch seine Ernährung umstellen. Deshalb ist es wichtig, gemeinsam mit einem Ernährungsberater einen geeigneten Ernährungsplan auszuarbeiten, welcher optimal auf den jeweiligen Fall zugeschnitten und ausgelegt ist.

Im Speziellen bei diesem Fallbeispiel ist es enorm wichtig, dem Erkrankten klar zu machen, dass er seine Sucht des Rauchens erkennen muss und diese wenn möglich komplett besiegt oder das starke Rauchen zumindest weitestmöglich einschränkt.

Eine weitere Möglichkeit der Integration wäre es, dem Patienten Kontakt zu einer Selbsthilfegruppe zu verschaffen, um den Kontakt zu Gleichgesinnten herzustellen. Dies soll den Effekt haben, dem Erkrankten zu zeigen, dass er nicht allein mit seiner Krankheit ist, sondern dass es auch noch viele andere Betroffene gibt, welche das gleiche Schicksal erlebt haben, wie er selbst. Durch diese psychologische Unterstützung kann definitiv neuer Lebensmut gefasst werden.

4. Fallbeispiel Herzinsuffizienz

Kann eine Person mit Herzinsuffizienz optimal zurück in seinen Sport- und Berufsalltag integriert werden?

Man spricht von einer Herzinsuffizienz, wenn das Herz die benötigte Pumpleistung nicht mehr aufbringen kann und es so zu einer Unterversorgung des gesamten systemischen Organismus kommt. Zu den häufigsten Ursachen bei Erwachsenen zählen heute die koronare Herzkrankheit (KHK), gefolgt vom Bluthochdruck, welcher zu einer erhöhten Druckbelastung in den Gefäßen führt.
Bei Kindern ist die Herzinsuffizient auf angeborene Herzfehler oder Infektionen zurückzuführen. Symptome bei Jugendlichen und Erwachsenen sind z.B. abnehmende körperliche Leistungsfähigkeit, wie etwa erkennbare Atemnot beim Treppensteigen oder erhöhter Herzschlag bei in Relation gesehen relativ geringer körperlicher Anstrengung.[21]

---

[21] Vgl. Nicole Menche: Biologie Anatomie Physiologie, München, 6.Auflage. 2007, S.242f

In folgendem Fallbeispiel wird die Integration am Beispiel eines Menschen mit Herzinsuffizienz genauer erläutert.

Fallbeispiel:

Ausgangszustand: Der 40 jährige Berufssoldat Herr F. Klagt seit Wochen über zunehmende Belastungsdyspnoe. Außerdem gibt er an, stark an Leistungsfähigkeit verloren zu haben, was sich dadurch auszeichnet, dass er vermehrt Probleme bei körperlicher Anstrengung auf dem Übungsplatz bekommt. Außerdem habe er etwas an Gewicht zugelegt und das Atmen falle ihm zunehmend schwerer.

Der Erkrankte befindet sich nun sechs Wochen post OP, also in der Rehabilitationsphase. Er hat nun große Angst, seine große Leidenschaft, das Fußballspielen aufgeben zu müssen.
Anhand dieses Beispiels soll deutlich werden, wie wichtig eine erfolgreiche Integration in den Alltag ist und ob es möglich ist, einen Patienten mit der Diagnose *Herzinsuffizienz* in beruflicher und sportlicher Hinsicht wiedereinzugliedern.

Wichtig in Sachen Integration ist in obigem Fall, dass der Soldat in seinem beruflichen Werdegang durch eine Versetzung in den Innendienst so seine Leistungsbarriere umgehen kann und somit seine Arbeit bei der Bundeswehr trotz verminderter Leistungsfähigkeit weiter ausführen kann. Außerdem ist eine Wiedereingliederung im Sportverein in diesem Fall sehr wichtig, da das Fußballspielen seine große Leidenschaft ist. Dies kann so aussehen, dass der Patient zwar seine aktive Karriere beendet, jedoch eine andere Funktion, wie z.B. den Posten eines Betreuers, Trainers, oder den des Jugendleiters übernimmt und somit sein erlangtes Wissen an die Nachwuchsspieler weitergibt.

Durch dieses Integrationsbeispiel ist sehr gut erkennbar, dass optimale Wiedereingliederung eines Individuums in die für ihn wichtigen Teilbereiche sehr gut möglich ist.
Weitere Integrationsziele sind vergleichbar mit den Zielen des vorher behandelten Fallbeispiels *Myokardinfarkt*.

C. Schluss

Der Mensch ist die Summe seiner sichtbaren Merkmale

Der Mensch wird oftmals, wie oben bereits erwähnt, nur als Summe seiner sichtbaren Merkmale definiert. Die psychischen, unterschwellig ablaufenden Prozesse sind dennoch essentiell und unbedingt einbeziehungswürdig in die Rehabilitation bei herzkranken Personen. Eine einfühlsame und aufmerksame Art eines Therapeuten ist deshalb unbedingt notwendig, um Integration erfolgreich zu gestalten und den Menschen wieder als eine Einheit in seinen Alltag entlassen zu können.

Es geht somit um das Ganzheitliche, also darum, durch unser Handeln wieder zurück zu unserem eigenen Wesen zu gelangen. Ein verwirklichter Mensch ist jemand, der nach einem Rückschlag wie einer Herzkrankheit sein Wesen wieder frei entfalten kann. Nur dann gilt ein Mensch als autonom, seelisch stark und unabhängig von Dritten.

Die Beeinflussung durch andere Personen läuft ein ganzes Leben lang ab. Die Aussage von Aldinger „Jeder Mensch wird als Original geboren und fast jeder stirbt als Kopie." macht dies deutlich. Die Psyche wird durch äußere Umstände verändert oder beeinflusst. Wiederrum ist es unsere Psyche, die unser Handeln bestimmt; ein verzerrtes Selbstbild führt also zu einer verzerrten Wahrnehmung durch Dritte.

Insbesondere wenn das Person-Umwelt-Gefüge gestört wurde ist kein Gleichgewicht vorhanden. Dieses wieder herzustellen, ist das Kernziel der Integration und maßgeblich daran beteiligt, ob sich ein Mensch nach einer Krankheit vollständig erholen kann und ob er sich in sein Leben wieder integrieren kann, ohne sein eigenes Ich zu verlieren.

Aufgrund dieser aufgelisteten Tatsachen und im Hintergrund laufender psychischer Vorgänge ist es wichtig, in Reha-Kliniken und ambulanten Praxen vermehrt ein Augenmerk auf eine optimale Integration zu richten.

Somit sollte in der Rehaphase verstärkt mit psychologischer Betreuung gearbeitet werden, um den bereits beschriebenen Problematiken vorzubeugen und die Lebensqualität des Patienten zu erhalten bzw. zu erhöhen.